COMPULSIVOS

COLEÇÃO TRANSTORNOS DA MENTE
COMPULSIVOS

astral
cultural

Copyright © 2025 Astral Cultural
Todos os direitos reservados à Astral Cultural e protegidos pela Lei 9.610, de 19.2.1998. É proibida a reprodução total ou parcial sem a expressa anuência da editora.

Editora Natália Ortega
Editora de arte Tâmizi Ribeiro
Coordenação Editorial Brendha Rodrigues
Produção editorial Gabriella Alcântara, Manu Lima e Thais Taldivo
Revisão Mariana C. Dias

Dados Internacionais de Catalogação na Publicação (CIP)
Angélica Ilacqua CRB-8/7057

C737	Compulsivos / Astral Cultural. -- São Paulo, SP : Astral Cultural, 2025.
	128 p. (Coleção Transtornos da Mente)
	Bibliografia
	ISBN 978-65-5566-628-1
	1. Psicologia 2. Comportamento compulsivo I. Coleção
25-1204	CDD 150

Índices para catálogo sistemáticos:
1. Psicologia

BAURU
Rua Joaquim Anacleto
Bueno 1-42
Jardim Contorno
CEP: 17047-281
Telefone: (14) 3879-3877

SÃO PAULO
Rua Augusta, 101
Sala 1812, 18º andar
Consolação
CEP: 01305-000
Telefone: (11) 3048-2900

E-mail: contato@astralcultural.com.br

SUMÁRIO

Apresentação	7
1. O princípio do prazer	15
2. Um mergulho no universo da compulsão	35
3. Principais tipos de compulsão	51
4. Cultura da compulsão	93
5. Possíveis tratamentos	109

APRESENTAÇÃO

Você já descobriu uma picada de inseto só depois de começar a coçar a pele? A reação alérgica causa um desconforto que leva a um ato quase automático de friccionar o local para conseguir obter alívio. A vontade de coçar torna-se irresistível, mas, se não for controlada, pode levar a lesões e complicações.

Esse comportamento pode ser encontrado em várias situações. Podemos substituir a picada de inseto por um impulso psíquico; e a coceira, por qualquer atitude que tente aliviar o desconforto emocional causado pelo impulso, levando a um desejo não realizado.

Um exemplo do imaginário popular é o ato de bater três vezes na madeira ao pensar ou falar algo ruim, para evitar o azar. Uma das possíveis origens desse costume está na crença de antigos povos de que os deuses habitavam as árvores e, por isso, ao bater nelas como quem bate à porta da casa de alguém, era como chamar essas divindades e mostrar que queríamos pedir perdão por pensar ou falar algo que poderia significar mau agouro. O rito de bater na madeira tem a função simbólica de diminuir a angústia, a ansiedade e o medo de que tal ideia se concretize. Comportamentos desse tipo são frequentes. Mas, se um deles passa a ser cada vez mais presente no dia a dia de uma pessoa, servindo como principal válvula de escape da tensão e impedindo outras atividades, temos um exemplo de como se estabelece a compulsão.

A compulsão é um comportamento repetitivo e exagerado, motivado por uma vontade sobre a qual a pessoa sente não ter controle. Geralmente, resulta de conflitos emocionais não resolvidos que podem levar à repetição ou à evitação recorrente de atos simples, como não conseguir ir a um lugar específico, não pisar nas emendas do chão ou ter que fazer alguma tarefa antes de sair de casa. Mas a compulsão pode produzir rituais extremamente sofisticados, como veremos neste livro.

É comum a crença de que a compulsão se manifesta apenas no uso de drogas. Embora dependentes de substâncias químicas apresentem comportamentos compulsivos, esses comportamentos também estão presentes em outras atividades prazerosas. Qualquer necessidade de rituais acentuados e atrelados a objetos ou objetivos específicos pode se caracterizar como um comportamento compulsivo.

Lavar as mãos repetidamente, varrer a casa excessivamente ou não conseguir parar de pensar em determinado assunto são manifestações clássicas de sintomas compulsivos. Da mesma forma, a compulsão alimentar, com ou sem bulimia, é um dos transtornos alimentares mais comuns no mundo, de acordo com a Organização Mundial da Saúde (oms).

Embora a compulsão possa surgir e desaparecer ao longo da vida, pode ser difícil reconhecer esses sinais em si ou em pessoas próximas. Quando os rituais se tornam crônicos, configuram um transtorno capaz de interferir na qualidade de vida tanto de quem o manifesta quanto de familiares e amigos.

Pessoas próximas têm papel fundamental no acolhimento de quem sofre de atos compulsivos, muitos dos quais se originam após conflitos familiares. Os estigmas relacionados a essa condição frequentemente resultam em discriminação ou indiferença, dificultando o tratamento.

Por isso, neste livro a compulsão será abordada de maneira abrangente, ajudando a identificar e buscar orientações para lidar com a condição e para promover uma convivência mais empática e esclarecida.

Nos últimos anos, principalmente durante e após a pandemia de Covid-19, o sofrimento psíquico passou a ser discutido mais abertamente na sociedade. Segundo a OMS, quase um bilhão de pessoas, incluindo 14% dos adolescentes do mundo, vivem com algum tipo de transtorno mental.

Casos extremos, que levam a decisões perigosas, têm crescido vertiginosamente. No Brasil, a taxa de suicídio entre jovens aumentou 6% entre 2011 e 2022. As taxas de notificações por autolesões na faixa etária de 10 a 24 anos escalaram 29% ao ano no mesmo período, superando a população em geral, cuja taxa de suicídio teve crescimento médio de 3,7% ao ano, e a de auto-lesão, de 21% ao ano.

As redes sociais estão repletas de conteúdo sobre saúde mental, mas podem disseminar desinformação. O próprio uso inapropriado da internet pode provocar compulsão e outros transtornos.

Segundo levantamento da Comscore, o Brasil é o terceiro país do mundo com maior uso de redes sociais e de seguidores de influenciadores digitais. Em média, os brasileiros passam 3 horas e 37 minutos por dia nas redes sociais, e 80% deles estão dispostos a consumir produtos por esses meios.

O fácil acesso a compras, jogos e apostas, além dos grupos que trocam informações variadas sem supervisão, torna a internet um campo vasto. Há uma infinidade de conteúdos falsos ou modificados por filtros e inteligência artificial que alimentam ideais irreais, provocando comparações e criando desejos.

Compulsivos

Para crianças e jovens em amadurecimento ou adultos com desorganização afetiva, a internet pode se tornar um grande caldeirão de objetos de compulsão.

COMPULSIVOS · CAPÍTULO 1

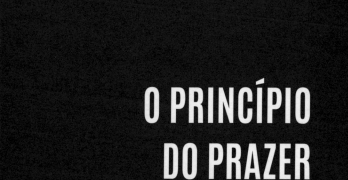

O PRINCÍPIO DO PRAZER

A palavra "compulsão" vem do latim *compellere*, que significa "forçar" e designa um impulso tão forte que excede a quantidade ou intensidade saudáveis de um ato repetitivo, que, mesmo prejudicando a saúde ou outras questões importantes da vida da pessoa, parece impossível de ser dominado.

Já dizia o ditado: "A diferença entre o remédio e o veneno é a quantidade". Mas a compulsão não admite falta. Ela quer ser o remédio e o veneno, ao mesmo tempo, e anda de mãos dadas com a necessidade de controle. A compulsão quer controlar toda situação e seus resultados, repetindo-se de maneira quase ritualística até levar à exaustão.

Do ponto de vista psicológico, a compulsão é uma necessidade irresistível de realizar uma ação repetitiva ou ritualística, muitas vezes sem um propósito funcional claro, mas seguindo regras rígidas. Mesmo quando essas ações não têm um resultado positivo ou desejado, a meta é aliviar a ansiedade ou algum desconforto emocional.

Essa definição é encontrada no *Manual diagnóstico e estatístico de transtornos mentais* (DSM-5), usado por psiquiatras do mundo inteiro. Criada em 1952 pela Associação Psiquiátrica Norte-Americana, a publicação busca catalogar e padronizar sintomas e diagnósticos de transtornos mentais, e já teve cinco edições com atualizações.

Comportamentos compulsivos podem ser a principal característica de um transtorno mental, ou se manifestarem como sintomas relacionados a ele. Exemplos incluem compulsão alimentar, uso de substâncias, navegação exaustiva na internet,

Compulsivos

autoagressão e necessidades como dobrar roupas sempre do mesmo jeito. Outros sintomas incluem medo de contaminação, verificações exageradas, cuidado excessivo com a beleza e a saúde, e busca desmedida por qualquer tipo de ordem e repetição.

Inúmeros rituais podem ser executados de maneira compulsiva, no entanto, nesses casos a incapacidade de evitar a repetição é constante. As diferenças estão nos objetos escolhidos para satisfazer o impulso recorrente, no modo e na intensidade.

Quem desenvolve esses padrões de comportamento sente uma vontade imperativa de repetir certos atos, frequentemente, sem nem ao menos perceber. Quando o indivíduo se dá conta, já o fez. Mesmo notando a ânsia e se sentindo mal, a compulsão à repetição geralmente prevalece.

As sensações após um ato compulsivo também se repetem. Começam com prazer e sensação de controle, mas, logo, dão lugar à culpa, à impotência, ao fracasso ou à vergonha. A culpa acompanha a compulsão, e esse incômodo leva à necessidade de iniciar uma nova rodada compulsiva para aliviar o mal-estar, criando um ciclo.

É comum que uma criança crie hábitos como chupar chupeta ou brincar com um brinquedo específico. Mas os transtornos obsessivo-compulsivos, assim como transtornos relacionados, divergem dessas preocupações e rituais comuns do desenvolvimento, porque são excessivos e persistem além dos períodos adequados, provocando sentimentos ruins.

Os sintomas compulsivos podem aparecer na infância, adolescência ou na idade adulta. Experiências traumáticas e estressantes, como abusos, negligência, perdas e luto, podem ser um gatilho. Não raro, no caso de jovens, os sintomas se revelam como o principal sinal de um sofrimento não notado pelos pais, professores ou responsáveis.

A neurociência já fez grandes avanços na compreensão da compulsão no cérebro. Os seres humanos e muitos animais têm um "sistema de recompensa primitivo", em que a principal substância envolvida é a dopamina.

A dopamina

O cérebro tem milhões de células chamadas neurônios, que se comunicam por sinais elétricos, as sinapses. Neurotransmissores são os mensageiros químicos que regulam, transportam e estimulam essas sinapses.

Um dos mais importantes neurotransmissores é a dopamina, liberada em situações prazerosas. Ela é um marcador biológico do que sentimos e vivemos em nossas vidas. A dopamina é comumente chamada de "hormônio da felicidade".

Quando temos apenas a expectativa de realizar uma experiência prazerosa, uma dose de dopamina já é liberada pelo cérebro como motivação. Quando sentimos prazer, a dopamina é liberada novamente, caracterizando um sistema de recompensa, que reforça comportamentos e produz memórias. A lembrança dessa sensação prazerosa se torna um marco a ser revisitado. Por isso, qualquer objeto, cheiro ou som que remeta a uma experiência altamente satisfatória já causa uma sensação boa.

Em vez de ativar o sistema de recompensa por meio de comportamentos adaptativos, relações interpessoais, realizações e conquistas, muitas drogas ativam diretamente tal sistema com a liberação imediata de dopamina. O cérebro passa a se interessar principalmente por aquela fonte de prazer, relegando outros interesses a segundo plano.

Nosso organismo sempre busca se autorregular e manter certa estabilidade. Mas ao repetirmos muitas vezes a liberação de dopamina, desencadeamos a neuroadaptação, que é uma espécie de tolerância. Então, passamos a precisar de mais dopamina para obter o mesmo efeito inicial ou, em outras palavras, mais estímulo para sentir o mesmo prazer. Ao mesmo tempo, a ausência de dopamina se torna fonte de sofrimento.

No livro *Nação dopamina*, a autora e psiquiatra Anna Lembke, afirma que quanto maior a liberação de dopamina por uma substância, maior seu potencial para causar vício ou compulsão. Um estudo com ratos mostrou que o chocolate aumenta a dopamina no cérebro em 55%; o sexo, em 100%; a nicotina, em 150%; a cocaína, em 225%; e a anfetamina, em 1.000%.

A dopamina também é crucial no desenvolvimento da doença de Parkinson, que destrói as células produtoras de dopamina. Medicamentos que imitam o neurotransmissor são indicados para aliviar os tremores e as dificuldades de movimento. Porém, alguns pacientes desse tratamento curiosamente desenvolvem dependências associadas ao jogo, às compras, à pornografia, à comida ou ao próprio fármaco, caindo em um ciclo de compulsão em busca do prazer gerado pela substância.

Características da compulsão

No início, a pessoa sente urgência em realizar o ritual, mesmo sabendo que pode ser desnecessário ou nocivo, e não consegue interromper ou controlar sua atitude. Depois, sente uma satisfação ou um alívio momentâneo, que rapidamente se dissipa, levando-a a repetir a ação. Nesse momento, são comuns os sentimentos de culpa, frustração, raiva, fracasso e angústia, seja pelo desejo de controlar esses sentimentos ou de diminuir a ansiedade causada pela ameaça de um novo ciclo compulsivo.

Os transtornos compulsivos podem ser compreendidos como um ciclo de obsessão (pensamentos intrusivos recorrentes) e compulsão (comportamentos repetitivos). Indivíduos com transtorno compulsivo frequentemente tentam suprimir os pensamentos obsessivos realizando ações repetitivas, que acreditam ser necessárias para evitar um desastre ou então aliviar a ansiedade.

Dada a proximidade entre os conceitos, é importante esclarecer o que é o pensamento intrusivo: são ideias, imagens ou palavras que aparecem de surpresa na mente, causando estranheza por muitas vezes serem bizarras ou moralmente inaceitáveis para quem as vivencia.

Embora possam levar a dúvidas e sentimentos ruins, esses devaneios não representam uma falha de caráter nem uma "loucura", tampouco uma inclinação para executá-los. São absolutamente comuns, e sua frequência pode estar ligada ao nível de ansiedade.

No entanto, quando um desses pensamentos se instala e começa a se repetir com intensidade, criando uma ruminação mental de dúvidas e inibições de pensamento e ação, ele passa a ser classificado como pensamento obsessivo. Quem sofre dessa condição trava uma verdadeira batalha contra a própria mente.

Os pensamentos obsessivos, embora tenham uma característica compulsiva, também podem levar uma pessoa a realizar atos compulsivos para neutralizá-los, mas isso não é uma regra. Para fazer uma analogia, a obsessão seria uma compulsão da mente, em que os atos recorrentes são os pensamentos, causando a sensação de perda de controle, alívio temporário e ansiedade.

Um mundo inteiro compulsivo?

Um estigma é um sinal de constrangimento, rejeição, exclusão e discriminação que distorce a realidade e dificulta a busca por ajuda. Frases como "só é gordo quem come muito", "quem se corta quer chamar a atenção", "compulsão é apenas falta de força de vontade" são cientificamente falsas, mas ainda estão no imaginário popular, reforçando a discriminação.

O oposto também existe, em que o reforço é pela repetição, como "trabalhar demais enobrece o homem", "jogar muito não é o problema, porque eu sempre ganho", ou ainda "é preciso fazer exercício pesado todo dia para ter saúde".

A compulsão ainda está cercada desses estigmas e mitos, afetando negativamente a percepção das pessoas, incluindo daquelas que enfrentam esse desafio. Por isso, vamos refletir sobre algumas questões comuns relacionadas à compulsão.

Afinal, tudo que é repetitivo é compulsão?

Não. Nem todo comportamento repetitivo é compulsivo. Há uma diferença crucial entre hábitos e compulsões. Um hábito pode ser repetido por prazer ou rotina, enquanto a compulsão é motivada por um desejo irracional de aliviar a ansiedade ou o medo. Além disso, hábitos não necessariamente causam sofrimento ou prejuízo significativo à vida da pessoa. Já o comportamento compulsivo, sim.

A repetição de ações pode ser normal em outros contextos, como no treinamento ou desenvolvimento de habilidades. A compulsão, por outro lado, é um comportamento excessivo e muitas vezes sem uma finalidade funcional clara.

Outro erro comum é confundir os conceitos de vício e compulsão. Embora ambos envolvam repetição e busca por alívio, o vício relaciona-se ao uso de substâncias (álcool, drogas etc.), enquanto a compulsão envolve comportamentos não relacionados a substâncias (como lavar as mãos, verificar a porta etc.). Ambos podem ser influenciados pelo reforço, mas o vício envolve a dependência física de uma substância. A compulsão está mais ligada ao alívio de uma ansiedade interna, enquanto o vício, mesmo quando alimentado por incômodos emocionais, busca prazer ou recompensa por meio de uma substância externa. Essa diferenciação é crucial.

A ideia de que todo mundo é um pouco compulsivo é comum na sociedade, mas exige uma análise cuidadosa. O risco de cair na lógica "se todo mundo é, ninguém é" esvazia o conceito de compulsão e alimenta o estigma sobre o tema.

Muitas pessoas podem apresentar comportamentos compulsivos em determinados momentos da vida, especialmente sob estresse ou ansiedade. No entanto, a compulsão patológica é caracterizada pela intensidade, repetição e dificuldade de controlar o impacto negativo em várias áreas da vida. Nem todo comportamento repetitivo é clínico ou disfuncional.

Fatores externos como estresse, trauma ou mudanças significativas podem desencadear comportamentos compulsivos em algumas pessoas, principalmente se elas apresentam uma predisposição. No entanto, essas manifestações tendem a ser temporárias, enquanto as compulsões patológicas são crônicas e exigem tratamento especializado.

Outro estigma bastante disseminado é o de que uma pessoa compulsiva pode ser perigosa ou criminosa, um mito que deve ser desconstruído.

A compulsão não está ligada a comportamentos violentos ou criminosos. Embora alguns transtornos compulsivos possam envolver comportamentos de risco — como vícios em substâncias ou jogos de azar —, a maioria das pessoas com comportamentos compulsivos não tem intenções agressivas ou criminosas. Pelo contrário, muitas sofrem com a impossibilidade de controlar seus impulsos e suas angústias, criando rituais compulsivos e, frequentemente, experimentando sentimentos de culpa, vergonha, fracasso e autocrítica.

O desenvolvimento de comportamentos compulsivos geralmente está relacionado a fatores complexos, como predisposições genéticas, desequilíbrios neuroquímicos, traumas emocionais, estresse crônico ou fatores ambientais. Embora a pessoa deva tentar lidar com esses comportamentos, a culpa não deve ser colocada sobre ela, mesmo porque os indivíduos com comportamentos compulsivos já costumam sofrer bastante com sentimentos de culpa impostos por eles mesmos.

O foco deve estar em entender as causas principais e oferecer apoio e tratamento adequado. A compulsão é um reflexo de dificuldades internas, muitas vezes fora do controle consciente da pessoa. É fundamental adotar uma abordagem empática e sem julgamentos.

A boa notícia é que, embora a compulsão possa ser persistente, isso não significa que quem lida com esse comportamento esteja condenado a continuar com ele. Com apoio adequado, que pode incluir psicoterapia, tratamentos medicamentosos e práticas de autocuidado, muitas pessoas aprendem a controlar os impulsos compulsivos e a viver de maneira mais equilibrada.

A recuperação e a gestão da compulsão são possíveis e, muitas vezes, envolvem mudanças no estilo de vida, autoconhecimento e técnicas para lidar com o estresse. O processo pode ser longo e exigente, e recaídas podem acontecer durante o percurso, mas isso não significa fracasso. O importante é buscar ajuda especializada e se comprometer com o tratamento.

UM MERGULHO NO UNIVERSO DA COMPULSÃO

A compulsão foi estudada pela ciência sob diversas perspectivas ao longo da história. Acadêmicos importantes tanto da psicologia quanto da psiquiatria se debruçaram sobre os sintomas desse transtorno, que continuam a ser pesquisados pela neurociência e pela medicina contemporâneas.

Grandes escolas de pensamento têm importantes contribuições no que se refere à origem, ao funcionamento e também ao tratamento das compulsões. Neste capítulo, abordaremos as principais teorias que visam trazer luz a esse transtorno.

Freud e a psicanálise: a compulsão como conflito inconsciente

Sigmund Freud (1856-1939), neurologista austríaco e criador da psicanálise, desenvolveu a ideia de que as compulsões são uma forma de defesa psíquica contra a angústia, a ansiedade e outras emoções intoleráveis causadas pela repressão do próprio sujeito a desejos e escolhas que não considera cabíveis em sua vida atual. Ou seja, a compulsão é um sintoma de conflitos psíquicos internos não resolvidos ou não analisados.

Esses conflitos podem ter origem na infância, geralmente sendo de natureza sexual ou agressiva, que o indivíduo tentou esquecer, reprimir e deixar no inconsciente, originando um sintoma como uma tentativa simbólica de lidar com o problema.

A definição de uma instância inconsciente em nosso psiquismo foi uma das maiores contribuições

Compulsivos

à psicanálise. Para Freud, boa parte dos nossos conteúdos mentais e memórias não está disponível à nossa consciência, mas exerce influência sobre ela e, consequentemente, sobre nossos pensamentos, vontades, decisões e emoções. Ou seja, não temos 100% de controle de nós mesmos.

Sonhos e devaneios são algumas das principais manifestações do que foi recalcado no inconsciente, podendo ser material precioso para análise.

Freud também observou o conceito de "compulsão de repetição" ao notar que pessoas com traumas de guerra continuam a sonhar com os eventos trágicos, mesmo sofrendo por causa disso. Da mesma forma, crianças costumam repetir brincadeiras ou reproduzir situações já vividas.

Assim, Freud desenvolveu a ideia de que o que significa desprazer para a consciência pode significar prazer para o inconsciente. A repetição de comportamentos seria uma busca por reviver, organizar e controlar tensões do passado, ou, ao contrário, uma tentativa de desviar a atenção do conflito original, retornando a um estágio em que ele não causava sofrimento e angústia.

A psicanálise defende que todo organismo vivo tende a cometer repetições em uma busca básica para diminuir completamente a tensão e se esgotar, retornando a um estado inorgânico. A essa força, Freud deu o nome de "pulsão de morte", que, ao lado da "pulsão de vida", reúne todos os nossos ímpetos para nos fazer estar presentes na vida, nas relações, definindo nossos desejos, medos, buscando por prazer etc.

Segundo Freud, a maior fonte de desprazer consciente é justamente quando percebemos que acabaremos frustrados ou quando ficamos frustrados de fato. A angústia sentida nessas situações se articula com o mecanismo de recompensa no cérebro, abordado no capítulo anterior. Quando há expectativa de conquistar algo satisfatório, ocorre uma descarga de dopamina que é tão ou mais importante que a liberação dela durante e depois do momento satisfatório em si. Por analogia, a dopamina funcionaria como um marcador biológico dessa teoria.

Características da psicanálise

• **Associação-livre:** a pessoa deve dizer o que lhe vem à cabeça, sem filtrar os pensamentos; a análise se desenvolve a partir desses conteúdos.

• **Sonhos, devaneios, atos falhos e piadas**: para Freud, eles eram a porta de entrada para os registros inconscientes, fornecendo recursos importantes para elaborar emoções e memórias que causam sofrimento e sintomas como a compulsão.

A perspectiva de Freud é a única que trabalha com os aspectos psíquicos e inconscientes das compulsões, em vez de com os fatores comportamentais ou biológicos, como veremos a seguir.

Pavlov e o condicionamento clássico: associando estímulos e respostas

Ivan Pavlov (1849-1936), um fisiologista russo, criou um experimento famoso — observou que um dos cachorros usados em sua pesquisa começava a salivar assim que ouvia os passos do tratador trazendo comida. Pavlov, então, associou um estímulo, como o som de uma campainha, ao fornecimento de um pedaço de carne. Depois de algumas repetições, o cão também passou a salivar ao ouvir o sinal.

A partir desse trabalho, ele criou o conceito de condicionamento clássico, que envolve a associação entre um **estímulo neutro** e um **estímulo incondicionado** — este último provoca uma resposta automática, como o alimento disparando a salivação.

No caso das compulsões, a teoria de Pavlov sugere que o comportamento compulsivo se desenvolve quando um estímulo neutro — por exemplo, o toque de uma maçaneta — é associado a uma resposta emocional — ansiedade.

Com o tempo, a pessoa começa a realizar um comportamento repetitivo (como verificar a maçaneta várias vezes) para aliviar a ansiedade, já associada ao estímulo inicial. Assim, o comportamento compulsivo é aprendido por meio de associação.

Características do ponto de vista pavloviano

- **Associar estímulos e respostas**: a compulsão é vista como uma resposta aprendida por meio da associação entre um estímulo específico e a resposta ansiosa.

- **Condicionamento de ansiedade**: o indivíduo aprende a associar certos estímulos a um estado de ansiedade, desenvolvendo um comportamento para reduzir esse desconforto.

A principal diferença se comparada com outras teorias é que a de Pavlov não atribui as compulsões à conflitos internos, mas à associação com outros estímulos.

Skinner e o behaviorismo: reforço operante e comportamento repetitivo

Burrhus Frederic Skinner (1904-1990), um dos principais representantes do behaviorismo, foi um psicólogo norte-americano que abordou as compulsões a partir da perspectiva do comportamento operante. Ele descreve como os comportamentos são reforçados ou punidos pelo ambiente, influenciando sua repetição.

Compulsivos

Atitudes que geram consequências satisfatórias tendem a ser repetidas em contextos parecidos. O contrário acontece com ações que geram reflexos punitivos, tendendo a não se repetirem. Dessa maneira, o livre-arbítrio não seria possível.

Skinner acreditava que os comportamentos compulsivos também eram reforçados de maneira positiva ou negativa. O *reforço negativo* seria particularmente relevante em compulsões, pois, um comportamento repetitivo (por exemplo, lavar as mãos várias vezes), na perspectiva da pessoa afetada pelo transtorno, proporciona alívio imediato contra uma sensação de desconforto ou ansiedade.

À medida que o comportamento compulsivo se repete e o alívio da ansiedade continua, o comportamento se fortalece e se torna mais automático. Nesse sentido, a compulsão não é vista como uma manifestação de um conflito psíquico profundo, mas um comportamento aprendido e mantido pelas consequências que o reforçam.

Características do ponto de vista skinneriano

- **Condicionamento operante**: a compulsão é explicada pelo reforço de comportamentos repetitivos, principalmente pelo alívio temporário da ansiedade.
- **Comportamento aprendido**: a compulsão é vista como um comportamento aprendido e, então, mantido pelos reforços constantes.

Skinner relaciona as compulsões às influências do ambiente e das consequências do comportamento. Embora Pavlov e Skinner compartilhem a ideia de que a compulsão pode ser aprendida, enquanto o primeiro enfatiza o processo de *asso-*

ciação entre estímulos, Skinner foca no *reforço* das respostas comportamentais.

Aaron Beck e a terapia cognitivo-comportamental

O psiquiatra norte-americano Aaron Beck (1921-2021), fundador da terapia cognitivo-comportamental (TCC), sugeriu que as compulsões eram motivadas por pensamentos distorcidos. Pessoas com transtorno obsessivo-compulsivo (TOC), por exemplo, desenvolvem crenças irracionais sobre a necessidade de realizar certos rituais para evitar que algo ruim aconteça, e essas crenças alimentam a compulsão. Os comportamentos compulsivos seriam, portanto, tentativas de reduzir a ansiedade e o medo em relação a esses pensamentos e crenças.

Beck chega a essa conclusão após reparar que seus pacientes com depressão, frequentemente, tinham imagens e conceitos deturpados tanto sobre eles mesmos quanto sobre os outros e o mundo ao seu redor. Ele, então, criou a TCC, uma abordagem baseada na cognição, que propõe que emoções e comportamentos são influenciados pela forma como o indivíduo interpreta os acontecimentos a partir de suas crenças. É uma terapia de curta duração, focada no presente, com o objetivo de modificar pensamentos inadequados com intervenções práticas e racionais, buscando novas maneiras de lidar com os problemas e desenvolver uma reação diferente à ansiedade.

Características da TCC

- **Reconstrução cognitiva**: modifica as distorções de pensamentos e crenças.
- **Exposição gradual**: intervenções para enfrentar situações que causam ansiedade sem realizar o comportamento compulsivo.

Compulsivos

- **Prevenção de resposta**: contato com possíveis consequências para interromper o ciclo compulsivo.

Como na psicanálise, Beck reconhece que a compulsão tem relação com a ansiedade, mas sua abordagem foca no nível consciente dos pensamentos e comportamentos, sem considerar a causa do sentimento e os processos inconscientes. A TCC utiliza intervenções práticas, que se aproximam do condicionamento clássico de Pavlov, ao trabalhar com estímulos que servem de gatilho para a angústia. A teoria de reforço de Skinner também ressoa com a TCC, mas, em vez de trabalhar com o controle de contingências e o uso de reforços, a TCC foca no aspecto cognitivo e nas correções das distorções que levam à compulsão.

COMPULSIVOS • CAPÍTULO 3

PRINCIPAIS TIPOS DE COMPULSÃO

as últimas décadas, a psiquiatria e a neurociência têm proposto abordagens que enfatizam a interação entre fatores genéticos, neurobiológicos e ambientais na formação dos transtornos compulsivos. A neurociência moderna indica que as compulsões podem estar relacionadas a disfunções em várias áreas do cérebro, como os *gânglios da base*, responsáveis pelo controle motor e pelo processamento de hábitos, e o *córtex orbitofrontal*, ligado ao julgamento, à tomada de decisões e à regulação emocional. Esta última área é responsável pela sensação de gratificação, mas pode se desligar, caso um indivíduo se vincule demais a ela.

Coleção Transtornos da Mente

Alterações na neurotransmissão, especialmente em relação à serotonina, têm sido implicadas em transtornos compulsivos, como no TOC. Evidências de que a serotonina desempenha um papel importante no controle do comportamento compulsivo justificam o uso de medicamentos como os inibidores seletivos da recaptação de serotonina (ISRS) no tratamento desses transtornos.

Pesquisas identificaram uma base hereditária relevante com estudos de gêmeos e familiares, sugerindo maior tendência para o TOC e o desenvolvimento de tiques em parentes de primeiro grau de quem já desenvolveu o transtorno, mas são necessários mais estudos nesse sentido.

Outro estudo recente divulgado na revista *Nature Communications*, realizado por pesquisadores da Universidade da Califórnia (UCLA), nos Estados Unidos, em parceria com a Universidade Federal do ABC, no Brasil, identificou, pela primeira

Compulsivos

vez, um conjunto de neurônios diretamente relacionado à busca compulsiva por comida. São as células VGAT (do inglês, *vesicular* GABA *transporter*), que usam o neurotransmissor GABA (ácido gama-aminobutírico) e estão localizadas na substância cinzenta periaquedutal.

Ao ativar esses neurônios em camundongos, os animais começam a buscar comida desesperadamente, mesmo logo após terem se alimentado. Por outro lado, camundongos mantidos propositalmente em jejum comem menos quando os neurônios VGAT são inibidos.

Embora ainda não haja confirmação do mesmo comportamento em humanos, experimentos indicam que a função da área periaquedutal seja parecida em humanos e ratos. Em ambas as espécies, injetar uma corrente elétrica nessa área causa sintomas agudos de medo, pânico e analgesia.

Apesar das evidências promissoras, é importante deixar claro que a existência de marcadores biológicos ligados à compulsão, ou de familiares que têm o mesmo transtorno, não é uma sentença inalterável. É apenas uma predisposição. Todos podemos criar uma vida saudável e satisfatória, independentemente de heranças genéticas.

Na neurociência molecular, estudos com neuroimagem identificaram características disfuncionais em regiões cerebrais associadas à regulação de comportamentos, como o gânglio basal, responsável pelo controle motor e pelo processamento de hábitos, e o córtex orbitofrontal. Essas áreas são fundamentais para a avaliação de recompensas, punições e comportamento impulsivo.

Na esfera biológica e química, a análise dos neurotransmissores, responsáveis por fazer as principais células do cérebro se comunicarem, tem sido frequente em pesquisas sobre a ação da repetição.

Compulsivos

Alterações nos níveis de serotonina, dopamina e glutamato são frequentemente associadas a transtornos compulsivos.

A serotonina, por exemplo, está envolvida na regulação do comportamento e na modulação de emoções, e seu desequilíbrio pode estar relacionado à ansiedade e à necessidade de realizar rituais repetitivos. Medicamentos que atuam no sistema serotoninérgico, como os ISRS, têm mostrado eficácia no tratamento de transtornos compulsivos, o que reforça a ideia de que esses transtornos causam ou provocam alterações neuroquímicas significativas.

Outro campo emergente é o estudo da neuroplasticidade e de como os transtornos compulsivos podem estar relacionados a padrões anormais de aprendizado e memória. A repetição de comportamentos compulsivos pode resultar em mudanças permanentes na rede neural, dificultando a interrupção desses padrões. Isso sugere que, além de

Coleção Transtornos da Mente

uma alteração funcional nas áreas cerebrais envolvidas, pode haver uma mutação estrutural no cérebro em resposta ao comportamento repetitivo e ao reforço das recompensas associadas.

Em dependentes de certas drogas, essas transformações no cérebro podem ser identificadas. Em casos mais graves, elas permanecem mesmo após longos períodos de abstinência. Pesquisas indicam que o mesmo mecanismo está presente no cérebro de pessoas que jogam e apostam compulsivamente.

A compreensão dos transtornos compulsivos também inclui fatores psicossociais, como o estresse, as experiências adversas na infância e a dinâmica familiar. Algumas pessoas podem usar comportamentos compulsivos para aliviar sentimentos negativos causados por essas experiências, criando um ciclo vicioso de alívio temporário e retorno da ansiedade.

Compulsivos

Experiências traumáticas ou estressantes, pontuais ou contínuas, podem desencadear comportamentos compulsivos como forma de controle ou fuga da dor emocional. A pessoa talvez desenvolva a compulsão ao tentar restaurar algum senso de ordem ou segurança interna.

As causas da compulsão podem ser complexas, envolvendo fatores genéticos, ambientais, culturais e psicológicos e, por isso, a abordagem integrativa, que leva em conta todos esses aspectos, tem ganhado força nos últimos anos.

A preocupação com o impacto da tecnologia e das dependências comportamentais (como vícios em redes sociais ou jogos de azar) também cresce, indicando a necessidade de expandir os modelos de tratamento para incluir essas compulsões contemporâneas.

Como origem dos estudos atuais, estudiosos no passado observavam comportamentos compulsivos e teorizavam sobre eles. Um dos primeiros casos observados por Freud mostrava como nossas mentes eram criativas na hora de descarregar as emoções que nos causavam conflitos morais. Freud relatou o caso de um funcionário público que sempre pagava as sessões de análise com cédulas de dinheiro perfeitamente lisas e limpas. Quando Freud disse que reconhecia um funcionário do governo pelas notas novas que recebia como pagamento, ele disse que elas não eram novas, mas que se sentia obrigado a passar a ferro, em sua casa, todas as notas que tinha. O paciente era incapaz de entregar notas sujas e cheias de bactérias a alguém.

O mesmo homem contou que fazia o papel de tio querido em várias famílias e usava essa posição para levar as jovens dessas famílias a passeios no campo. Ele organizava tudo para perderem o trem da volta e obrigá-las a passar a noite em um hotel, onde abusava delas com os mesmos dedos que não tocavam cédulas contaminadas.

Na interpretação de Freud, o contraste entre os escrúpulos com o dinheiro e o abuso sexual era uma forma de o paciente deslocar a recriminação sobre si mesmo. Se ele se permitisse sentir culpa em relação às mulheres violentadas, teria de abandonar a satisfação sexual gerada pelo ato. Então, criou um ritual para se sentir um homem preocupado e cuidadoso, omitindo que seus atos indicavam o oposto.

Tipos de transtornos nos quais a compulsão é marcante

É possível desenvolver comportamentos compulsivos isolados ou ter compulsões associadas a transtornos mentais. Embora ambos envolvam ações repetitivas, as causas, características e impactos na vida do indivíduo são substancialmente diferentes.

Comportamentos compulsivos isolados geralmente surgem em situações pontuais de estresse ou ansiedade, e tendem a desaparecer quando a causa é resolvida. Nesses casos, a pessoa está ciente de que o comportamento não é adequado, mas o faz por sentir um alívio temporário.

No entanto, não há perda total de controle, sofrimento psicológico duradouro ou comprometimento do funcionamento social e profissional, sendo mais fácil interromper ou ajustar o comportamento.

Já os comportamentos compulsivos crônicos, característicos de transtornos mentais, não têm uma causa única ou facilmente identificável. Estão geralmente enraizados em um desequilíbrio emocional profundo, podendo envolver obsessões (pensamentos intrusivos e perturbadores), ansiedade constante ou necessidade de controle.

Essa condição pode persistir por meses ou anos, muitas vezes se intensificando e se tornando difícil de interromper, mesmo com ajuda de profissionais. O comportamento compulsivo se integra ao cotidiano da pessoa, que pode até tratá-lo como uma banalidade, mas sente que não pode viver sem seus rituais.

Nesses casos, os comportamentos compulsivos podem caracterizar alguns transtornos mentais, como veremos adiante. É importante notar que os critérios a seguir estão resumidos, e outros fatores precisam ser considerados na definição de um diagnóstico por um médico habilitado, como a presença mínima de um a três meses. De qualquer forma, o panorama nos mostra como a compulsão pode aparecer em muitas situações.

Compulsão alimentar

O transtorno de compulsão alimentar é caracterizado por comportamentos alimentares desordenados. A pessoa sente uma vontade incontrolável de comer grandes porções de comida em curto período, até ficar desconfortavelmente cheia.

Os indivíduos com esse transtorno costumam esconder os sintomas e comer sozinhos, mesmo sem fome. Sentem vergonha ou insatisfação consigo e costumam se sentir deprimidos ou muito culpados após comerem.

Os gatilhos mais comuns incluem afetos negativos e estressores, dietas restritivas e tédio. A compulsão alimentar surge em pessoas de peso normal, com sobrepeso e obesas, mas é distinta da obesidade. A maioria dos indivíduos obesos não desenvolve compulsão alimentar recorrente, embora ela seja comum entre as pessoas que procuram tratamento para emagrecer.

O transtorno pode levar a problemas como deterioração da vida social e da saúde, maior propensão ao desenvolvimento de doenças, obesidade e mortalidade. É mais comum entre mulheres e afeta cerca de 1% da população.

Bulimia nervosa

A bulimia é definida por uma série de comportamentos compensatórios após ingestão excessiva de comida, como o uso de laxantes e diuréticos, e o vômito autoinduzido — sendo este o sintoma mais comum. A pessoa consome grande quantidade de comida em pouco tempo e, depois, busca aliviar o desconforto físico ou o medo de ganhar peso. A bulimia pode ainda se manifestar com jejuns ou exercícios em excesso.

O transtorno se configura quando os episódios de compulsão alimentar e os atos compensatórios se tornam repetitivos. A prevalência entre adolescentes e jovens do sexo feminino é de 1% a 3%, mas, entre adultas jovens, é mais comum haver episódios pontuais. A proporção de casos é de dez

Coleção Transtornos da Mente

mulheres para um homem. O risco de suicídio é alto. Padrões de beleza irreais são fatores que desencadeiam a bulimia e a anorexia, que veremos a seguir. Muitas mulheres famosas, incluindo atrizes e modelos, sofrem desses transtornos.

Anorexia nervosa

Embora seja caracterizada pela baixa ingestão de alimentos e calorias, levando à diminuição do peso para níveis abaixo do indicado para idade e altura, a anorexia frequentemente apresenta características obsessivo-compulsivas, como a necessidade de estocar comida e receitas, ou pesar e separar os ingredientes das refeições. Outros comportamentos compulsivos não relacionados à comida também podem estar presentes.

A anorexia nervosa apresenta três aspectos essenciais: 1) restrição persistente do consumo calórico; 2) temor intenso de engordar ou compor-

Compulsivos

tamentos repetitivos que interferem no ganho de peso; e 3) perturbação na percepção do próprio peso ou da forma corporal.

Começa geralmente na adolescência e afeta cerca de 0,4% das jovens do sexo feminino. Na comparação entre gêneros, a razão é de dez mulheres para um homem. Os riscos de suicídio e mortalidade são altos, com aproximadamente 5% dos pacientes morrendo em média 4 anos depois do diagnóstico.

Em 2007, a modelo francesa Isabelle Caro, aos 28 anos, engajou-se na campanha "Anorexia Não" ao exibir ao mundo seu corpo esquálido e consumido pelo distúrbio. Ela morreu pouco depois e, dez anos mais tarde, uma lei foi criada na França para proibir desfiles de moda com mulheres excessivamente magras.

No mundo da moda, infelizmente, a anorexia ainda é comum. Nos tempos atuais, o debate em torno da anorexia tem sido importante para combater esse cenário, mas a geração de modelos dos anos 1990 valorizava corpos extremamente magros como ideais de beleza.

Alotriofagia

Também conhecida como pica, a alotriofagia caracteriza-se pela ingestão de substâncias não alimentares ou nutritivas por pessoas com mais de dois anos e durante, pelo menos, um mês. A pessoa pode desenvolver uma vontade incontrolável de comer itens como papel, sabão, tecido, cabelo, fios, terra, giz, talco, tinta, cola, metais, pedras, carvão vegetal ou mineral, cinzas, detergente ou gelo, ou seja, substâncias que não são culturalmente aceitas nas refeições. Esse comportamento pode levar a problemas de saúde. Crianças podem apresentar esse comportamento de forma temporária, associado ao desenvolvimento e crescimento. O grande problema é quando o hábito persiste na vida adulta.

Síndrome do comer noturno

É caracterizada por episódios repetidos de ingestão excessiva de alimentos depois de uma refeição noturna ou após despertar do sono noturno — e enquanto a pessoa está consciente para se lembrar do fato. A condição causa sofrimento significativo e perturbações do sono.

Transtorno dismórfico corporal

O transtorno dismórfico corporal é caracterizado por uma preocupação intensa com uma ou mais características do corpo que são vistas como defeitos ou falhas, mesmo sendo discretas, além de comportamentos repetitivos relacionados à aparência.

Olhar-se compulsivamente no espelho, arrumar-se excessivamente, beliscar a pele ou comparar-se com outras pessoas são sintomas comuns do transtorno dismórfico corporal, que tomam muito tempo do cotidiano, provocando sofrimento e prejudicando o funcionamento social e profissional.

A condição também pode levar à compulsão por exercícios, compras, procedimentos estéticos, ou até a lesões na tentativa de melhorar a pele ou o corpo. As taxas de ideação suicida e tentativas de suicídio são altas, tanto em adultos quanto em crianças e adolescentes que apresentam esse transtorno.

A principal diferença para o transtorno alimentar é que as preocupações não estão relacionadas à gordura ou ao peso. Há ainda o transtorno de tipo dismórfico corporal com defeitos reais, que se difere pelo fato de as imperfeições serem claramente observáveis.

A dismorfia muscular também é uma forma de transtorno dismórfico corporal caracterizada pela crença de que a estrutura corporal do indivíduo é muito pequena e insuficientemente musculosa. Ocorre quase exclusivamente no sexo masculino e pode levar a dietas, exercícios e/ou musculação frequentes e uso de esteroides anabolizantes, que podem causar sérios problemas de saúde.

Compulsão ligada ao transtorno do espectro autista

O transtorno do espectro autista (TEA) refere-se a um modo de comportamento caracterizado por falhas na comunicação e interação com outras pessoas, falta de vontade ou habilidade em estabelecer novas relações, interesses fixos, reações exageradas ou inexistentes a estímulos sensoriais. Os indivíduos com TEA costumam ter condutas consideradas inadequadas, que causam prejuízo durante o funcionamento social, profissional ou em outras áreas importantes da vida.

Pessoas com esse transtorno podem apresentar comportamentos compulsivos, como a necessidade de seguir uma rotina ou rituais extremamente

Coleção Transtornos da Mente

rígidos, fazer movimentos repetitivos, cheirar ou tocar objetos de forma excessiva, independentemente da textura, além do encantamento por luzes ou objetos giratórios. Reações extremas ou rituais envolvendo gostos, cheiros, texturas, aparência da comida ou excesso de restrições alimentares são comuns, podendo ser a principal forma de apresentação do transtorno do espectro autista.

Transtorno obsessivo-compulsivo (TOC)

O TOC é caracterizado por obsessões e compulsões. As obsessões são os pensamentos intrusivos e angustiantes, enquanto as compulsões são os comportamentos repetitivos que aliviam a ansiedade gerada por essas obsessões.

Alguns dos rituais mais comuns estão associados à limpeza; simetria, organização e contagem; pensamentos proibidos ou tabus (agressão, sexo

Compulsivos

e religião); e ferimentos, incluindo o medo de se machucar ou machucar os outros. Frequentemente, uma pessoa com TOC realiza tarefas específicas acreditando que conseguirá evitar que algo ruim aconteça a si ou a pessoas conhecidas.

O TOC está presente no imaginário popular e até inspirou a peça *Toc Toc*, de Laurent Baffie, que chegou a ficar em cartaz no Brasil por mais de seis anos. A obra resistiu ao tempo e ainda é encenada por diferentes grupos teatrais. Uma adaptação espanhola inspirada no texto chegou ao cinema.

Indivíduos com TOC têm crenças irreais, um senso inflado de responsabilidade e vivem em constante sinal de alerta por ameaças fictícias. São perfeccionistas, intolerantes à incerteza ou instabilidade, controladores e dão importância excessiva aos pensamentos. Esses sintomas não são prazerosos, consomem tempo e causam prejuízos significativos à qualidade de vida.

Durante compulsões, algumas pessoas relatam uma sensação angustiante de "incompletude" até que tudo pareça estar em ordem. O TOC pode provocar ansiedade acentuada, ataques de pânico, medo de catástrofes ou grande sensação de nojo. É comum que os indivíduos com TOC evitem pessoas, lugares, objetos e situações que desencadeiam comportamentos obsessivo-compulsivos.

Segundo o DSM-5, entre 1% e 2% da população tem TOC, e apesar de ser mais comum em adultos, cerca de 25% dos casos têm origem antes dos 14 anos. O aparecimento na infância ou na adolescência pode prolongar o transtorno ao longo da vida, mas a remissão chega a 40% dos casos até o início da idade adulta.

É bom lembrar que, enquanto crianças podem ter interesses específicos e repetitivos que cessam espontaneamente com o desenvolvimento, o TOC não desaparece com o passar do tempo.

Transtorno da personalidade obsessivo-compulsiva (TPOC)

Diferente do TOC, o TPOC não envolve obsessões intensas ou pensamentos intrusivos, mas uma necessidade excessiva de ordem, perfeccionismo e controle, que dificulta o desenvolvimento e a manutenção de tarefas e relacionamentos íntimos.

Pessoas com TPOC são excessivamente cuidadosas e propensas à repetição. Costumam perder muito tempo no planejamento de projetos ou de atividades simples, sendo compulsivamente preocupadas com detalhes, listas, organização e horários, a ponto de esquecer o objetivo principal da tarefa.

Esses indivíduos sofrem com ideais internos elevados, extremamente rígidos, inflexíveis, éticos ou moralistas que prejudicam a conclusão de tarefas, já que tendem a acreditar que seus padrões de perfeição não serão atingidos, e que há apenas um jeito correto de fazer as coisas.

Coleção Transtornos da Mente

Podem ter uma percepção de si mesmos vinculada obrigatoriamente ao trabalho ou à produtividade, atividades às quais podem se dedicar exaustivamente, mesmo sem necessidade financeira. Não raramente, adotam uma atitude frugal e podem se tornar acumuladores.

Até os momentos de lazer são organizados com rigidez. Têm dificuldade em tolerar erros em si ou nos outros, muitas vezes são vistos como frios ou sisudos e não conseguem compreender os pontos de vista e sentimentos de outras pessoas.

Segundo o DSM-5, o transtorno da personalidade obsessivo-compulsiva é um dos mais prevalentes, presente em pelo menos 2% da população, sendo diagnosticado duas vezes mais em homens.

Ciúme obsessivo

O ciúme obsessivo envolve preocupações delirantes com a infidelidade do parceiro, existindo ou não uma traição. As inquietações podem desencadear comportamentos ou atos mentais repetitivos em resposta às preocupações com a infidelidade, causando sofrimento significativo ou prejuízo ao funcionamento social, profissional e a outras áreas importantes.

Quando não tratado, o ciúme obsessivo pode levar a relações abusivas e até mesmo à violência psicológica e física, já que a pessoa com ciúme está imersa em um delírio e perde o senso de realidade.

Tricotilomania

A principal característica da tricotilomania é a necessidade recorrente de arrancar os fios de cabelo, resultando em falhas no couro cabeludo, nas sobrancelhas, nos cílios e em outras áreas com pelos. O transtorno traz sofrimento, culpa, perda de controle e vergonha, levando a pessoa a evitar frequentar escola, trabalho ou outros lugares públicos.

Coleção Transtornos da Mente

O ato de arrancar o cabelo pode durar horas e envolver rituais, como escolher fios apenas com uma textura específica e puxá-los de modo semelhante. Algumas pessoas arrancam os fios sem sequer perceberem.

A maioria das pessoas com tricotilomania também apresenta outros comportamentos compulsivos, como beliscar a pele, roer as unhas e morder os lábios. Esses comportamentos podem levar a problemas no crescimento e na qualidade dos pelos, além de afetar os músculos usados repetidamente. Quando o indivíduo também sente necessidade de engolir o cabelo (tricofagia), podem haver sintomas gastrointestinais.

De acordo com dados do DSM-5, cerca de 1% a 2% da população em geral tem tricotilomania, principalmente as mulheres. A cada dez delas, apenas um homem apresenta o diagnóstico. Alguns bebês podem arrancar os cabelos, comportamento que desaparece com o passar do tempo; já o transtorno da tricotilomania é mais comum durante ou depois da puberdade.

Transtorno de escoriação (*skin-picking*)

É o comportamento recorrente de beliscar, esfregar, espremer ou morder a pele, resultando em lesões em áreas saudáveis ou com irregularidades — espinhas, calos ou cascas de machucados anteriores. Podem ser usadas as unhas ou objetos cortantes.

O transtorno costuma ser acompanhado de outros comportamentos ou rituais, como examinar, brincar, colocar na boca ou engolir a pele arrancada ou cascas de ferida. Alguns indivíduos relatam beliscar outras pessoas, embora o ato de manipular a pele geralmente não ocorra na presença de outros indivíduos.

A maioria dos indivíduos com essa condição gasta, no mínimo, uma hora por dia beliscando a pele, pensando em beliscá-la e resistindo ao impulso de fazê-lo, o que prejudica a vida social e profissional. O *skin-picking* ocorre em cerca de 1,4% da população adulta, segundo o DSM-5.

Transtorno de acumulação

É a incapacidade persistente de descartar objetos, independentemente do valor, o que leva a pessoa a acumular muitos itens, comprometendo a circulação e o uso dos espaços.

As principais justificativas incluem a utilidade, o valor estético ou um forte apego sentimental. Alguns indivíduos se sentem responsáveis pelo destino dos itens e sofrem ao enfrentar a possibilidade de descartá-los. Outras características comuns são: a indecisão, perfeccionismo, esquiva, procrastinação, distração e evitação de desperdício, além

Compulsivos

de dificuldade para planejar e organizar tarefas. Este transtorno difere do hábito de colecionar, que é organizado, sistemático e não produz obstrução, sofrimento ou prejuízos típicos da acumulação.

A acumulação de animais também pode ser uma manifestação do transtorno de acumulação, e se caracteriza pela falha em proporcionar nutrição, saneamento, espaço e cuidados veterinários. A maioria dos indivíduos que acumula animais também acumula objetos inanimados.

Pesquisas estimam que a prevalência do transtorno nos Estados Unidos e na Europa seja de aproximadamente 2% a 6%. O transtorno é cerca de três vezes mais comum em adultos mais velhos (55 a 94 anos) se comparado com os mais jovens (33 a 44 anos).

O transtorno é tão comum que virou tema do reality show estadunidense *Hoarders* (no Brasil, *Acumuladores compulsivos*), que mostra a luta das pessoas que sofrem com esse transtorno e os caminhos de tratamento possíveis.

Transtornos motores

Os transtornos motores englobam condições que apresentam movimentos repetitivos incontroláveis e sem objetivo claro, que podem causar lesões ou aborrecimentos na vida social. São diferentes de alguns hábitos ou trejeitos, pois, mesmo consciente do movimento, a pessoa não consegue parar.

No transtorno do movimento estereotipado, por exemplo, algumas pessoas criam estratégias de autocontenção, como se sentar sobre as mãos para impedir os movimentos compulsivos. Os transtornos de tique podem se manifestar com vocalizações ou movimentos repentinos, rápidos e recorrentes. Quando ambos os tiques estão presentes, o diagnóstico pode ser de síndrome de Tourette.

Transstornos relacionados a substâncias ou aditivos

Os transtornos relacionados a substâncias englobam categorias distintas de drogas. Aqui, trataremos das questões comuns ao uso compulsivo das seguintes substâncias:

- Álcool;
- Cafeína;
- Cannabis (maconha);
- Alucinógenos;
- Inalantes e opioides;
- Sedativos, hipnóticos e ansiolíticos;
- Estimulantes (substâncias tipo anfetamina, cocaína e outros estimulantes);
- Tabaco.

De acordo com um relatório da oms, cerca de 400 milhões de pessoas sofrem de transtornos relacionados ao uso de álcool e drogas, das quais 209 milhões são dependentes de álcool. Junto com o tabaco e a cafeína, o álcool está entre as drogas mais consumidas no mundo. Anualmente, o número de mortes relacionadas ao álcool chega a 2,6 milhões.

Quase 300 milhões de pessoas usam alguma das outras drogas listadas, um aumento de 20% em relação à década anterior. A cannabis é a mais consumida globalmente (228 milhões de usuários), seguida dos opioides (60 milhões), das anfetaminas (30 milhões), da cocaína (23 milhões) e do ecstasy (20 milhões).

Cada classe de drogas produz diferentes sensações de prazer, frequentemente denominadas "barato" ou "viagem". Embora todas essas substâncias, quando consumidas em excesso, ativem diretamente o sistema de recompensa do cérebro, a ativação pode ser tão intensa a ponto de fazer atividades importantes serem negligenciadas.

Uma característica importante é a alteração dos circuitos cerebrais, que pode persistir após a desintoxicação, especialmente em casos graves, levando a recaídas. Para ser considerado um transtorno, o uso das substâncias deve resultar em baixo controle do uso, ou seja, quando a pessoa se sente obrigada a consumir a droga em ambientes onde ela foi obtida ou usada anteriormente, produzindo angústia e sintomas de abstinência quando não usada.

Outro critério é o prejuízo social, refletido na deterioração das relações pessoais e profissionais devido ao uso da substância, seja por não querer consumi-la quando está junto de família e amigos ou por apresentar comportamentos exacerbados depois do uso.

O terceiro parâmetro é o uso arriscado da substância, quando o indivíduo assume riscos ou não consegue parar, mesmo sabendo que a droga lhe causa problemas de saúde.

Os últimos fatores são farmacológicos, relacionados à tolerância, quando a pessoa precisa de doses cada vez maiores para o efeito pretendido, e menos tempo para a abstinência, o que leva o indivíduo a consumir a droga novamente. Esses sintomas variam muito de uma droga para outra e podem trazer sensações físicas e/ou emocionais desagradáveis, requerendo atendimento especializado e medicações em casos graves.

Transtorno do jogo

Sem envolver substâncias, mas muito parecida com os transtornos desse tipo, a compulsão por jogos de azar não escolhe cor, credo, gênero ou classe social. A prática consiste em apostar dinheiro em quantias crescentes para atingir mais excitação, causando dificuldades significativas para o apostador.

Há evidências de que os comportamentos de jogo ativam os mesmos sistemas de recompensa

Compulsivos

que as drogas, incluindo sintomas semelhantes de vontade e abstinência.

Comprar uma raspadinha todo dia não é necessariamente um problema, mas apostas eventuais em sites, cassinos, esportes ou jogos de cartas podem indicar um transtorno do jogo. Respeitar limites e aceitar as perdas são diferenciais importantes, já que um sintoma típico dessa condição é o de jogar novamente depois de uma perda, com o objetivo de recuperar o prejuízo. É assim que o popular "jogo do tigrinho" segue fazendo vítimas em todo lugar.

Indivíduos com esse transtorno mentem frequentemente para os mais próximos e se envolvem em ações ilegais, como fraude ou roubo, a fim de obterem mais dinheiro para apostas. Alguns apresentam pensamentos distorcidos, como negação, superstição, excesso de confiança e sentimentos de controle sobre os resultados, criando problemas para si e para pessoas próximas.

Coleção Transtornos da Mente

Até metade dos pacientes em tratamento para transtorno do jogo tem ideação suicida, e cerca de 17% já tentaram suicídio. Homens têm propensão a começar a jogar mais cedo na vida do que as mulheres.

Esses diagnósticos estão catalogados no DSM-5, o manual de referência para psiquiatras. A publicação também lista possíveis conjuntos de sintomas compulsivos que ainda carecem de pesquisas, mas que devem ser incluídos como novos transtornos nas próximas edições.

Um deles é o transtorno do jogo pela internet, que não envolve apostas em dinheiro nem azar, mas há indícios de que também ativa o sistema de recompensas do cérebro, produzindo tolerância e sintomas de abstinência análogos aos do uso de substâncias.

Jogar excessivamente pela internet por, ao menos, trinta horas semanais, pode levar a pessoa a negligenciar outras atividades, como comer, dormir, estudar, ir à escola, ao trabalho ou a encontros sociais. Em geral, os jogos são em grupo, envolvem competição e interações durante o jogo, e a saída de um integrante enfrenta muita resistência.

O governo chinês classificou os jogos online em períodos excessivos como vício, e preparou um sistema de tratamento para quem sofre com o transtorno. Já existem altas taxas de prevalência em países asiáticos e no Ocidente, principalmente entre adolescentes do sexo masculino.

Há ainda outras condições comuns à sociedade contemporânea de compulsão que por enquanto não estão conceituadas no DSM-5 como um transtorno, mas que são reconhecidas pela CID-11, a Classificação Internacional de Doenças, produzida pela Organização Mundial da Saúde, como é o caso do transtorno de jogo.

Transtorno de compras compulsivas

O desejo incontrolável de comprar, mesmo itens desnecessários ou repetidos, é conhecido como oniomania. Pessoas com essa condição descontam frustrações e tristezas nas compras, acumulando muitas roupas ou outros objetos e, frequentemente, mentindo ou escondendo as compras e os gastos.

Assim como o volume de compras pode aumentar com o tempo, quem sofre com o transtorno de compras compulsivas tem grande probabilidade de contrair dívidas enormes e empréstimos. Isso aumenta a complexidade do quadro e pode impactar emocional e financeiramente toda a família.

Transtorno do comportamento sexual compulsivo

O comportamento sexual compulsivo tem como característica principal a incapacidade de barrar os impulsos ou desejos sexuais, com rela-

Compulsivos

ções repetitivas e intensas que se tornam o foco central da vida da pessoa. Embora possa parecer uma condição de pleno prazer, ocorre o oposto: em muitos casos, a pessoa afetada obtém pouca ou nenhuma satisfação por meio das relações sexuais. A condição causa sofrimento acentuado ou prejuízo significativo, a ponto de prejudicar saúde, demais interesses, atividades e responsabilidades.

A angústia causada por julgamentos morais e/ou religiosos não é suficiente para preencher esse critério.

Embora esses transtornos sejam os catalogados até o momento, outros comportamentos contemporâneos têm potencial de se tornarem compulsivos, como o de navegar na internet, flertar, assistir a pornografia etc.

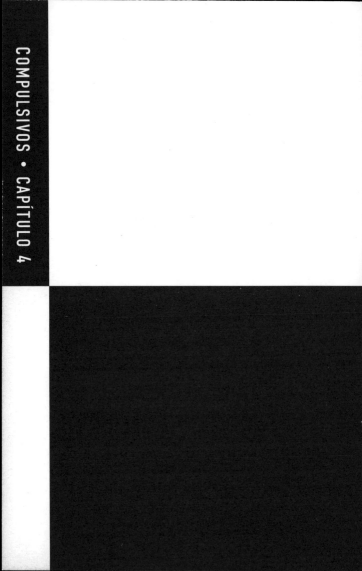

COMPULSIVOS • CAPÍTULO 4

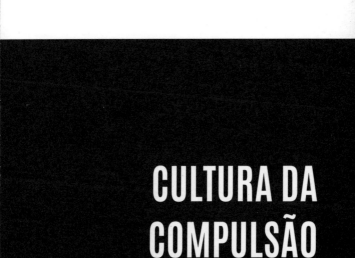

CULTURA DA
COMPULSÃO

Mulheres com belas maquiagens que nunca sorriem, homens com abdômen trincado a bordo de barcos e em carros esportivos, executivos em jatinhos indo para reuniões, artistas sempre sorridentes e bem acompanhados em suas mansões com vista para o mar.

Experiências como essas, que poderiam ser histórias para se contar durante a vida inteira, são exibidas compulsivamente nas telas de milhões de pessoas comuns, que trabalham arduamente para pagar as contas do mês e sonham com momentos assim e com, quem sabe, um dia, conquistar uma realidade mais tranquila.

Quando se pensa em imagem, status e performance, as redes sociais têm papel fundamental em intensificar sentimentos de fracasso. A pressão para estar sempre "bem", "perfeito", "genial" e "na moda" pode alimentar inseguranças profundas e compulsões, impondo dificuldades para manter relacionamentos saudáveis e satisfatórios.

A compulsão não é apenas um fenômeno individual; ela se manifesta dentro de contextos culturais e sociais. A forma como a compulsão é vista e vivida varia de acordo com normas, expectativas e ideais que refletidos na produção cultural, nos meios de comunicação, nas relações e nas vidas privadas.

Fatores culturais incentivam a compulsão

Certos fatores culturais têm contribuído para o aumento de comportamentos compulsivos. Por exemplo, a pressão para se encaixar em padrões de beleza esculpidos por cirurgias plásticas e procedimentos estéticos se tornou uma grande fonte de angústia.

A profusão de conteúdos ligados à indústria da beleza nas redes sociais mostra o quanto esses ideais movimentam as fantasias e os desejos de quem os consome, assim como a imagem ocupa um grande espaço na construção da identidade. Esse é um gatilho importante para transtornos alimentares e outras compulsões, especialmente em mulheres jovens que ainda estão se compreendendo.

Ao lado da beleza, o que se convencionou chamar de "estilo de vida" inclui outros ideais imperativos para o sucesso, seja financeiro, profissional, em relacionamentos amorosos e familiares e no consumo geral. Em tempos de mais possibilidades de trabalho autônomo, o discurso da meritocracia, no qual "basta trabalhar para chegar lá, senão você é um fracassado", acerta em cheio quem tem muitos sonhos e poucas oportunidades.

Coleção Transtornos da Mente

Nessa tônica, a compulsão pelo trabalho se tornou socialmente aceita e até um símbolo de prestígio. *Coaches* e executivos se exibem em perfis de redes sociais, enumerando não só os salários e bônus acumulados, mas as mais de doze horas trabalhadas por dia, como se esse tipo de rotina fosse saudável e o ser humano fosse uma máquina que não precisa de lazer, ócio ou descanso. A compulsão profissional é tratada como desejável e como único caminho satisfatório para o enriquecimento.

O conceito de resiliência na carreira e a premissa de que é importante amar o trabalho criam um ideal difícil de se alcançar. O próprio sistema econômico em que vivemos, o capitalismo, tem uma estrutura compulsiva ao estimular a busca incessante por novos mercados, cortes de despesas e lucros crescentes mês a mês, ano a ano.

No capitalismo, a falta de capital significa a iminência de uma falência, então a acumulação se torna um exemplo moralmente aceito a ser seguido. À medida que a exposição da vida pessoal se torna um negócio lucrativo, os conteúdos produzidos por influenciadores e celebridades passam a ser muito bem calculados para reforçar suas imagens e mensagens, atraindo anúncios de mais marcas e produtos. Na internet, falta espaço para a espontaneidade e até para frustrações e privações, mas sobra para a aura de felicidade, superação e "melhores versões de si mesmo" que são, no mínimo, duvidosas.

Enquanto isso, dados do Ministério da Previdência Social mostram que, em 2023, houve um aumento de 38% na concessão de benefícios por incapacidade devido a transtornos mentais e comportamentais, em comparação a 2022.

A desigualdade econômica como incentivo
Conforme apontado na apresentação deste livro, os brasileiros passam, em média, 3 horas e 37

Coleção Transtornos da Mente

minutos por dia nas redes sociais; 80% deles estão dispostos a consumir algum produto enquanto navegam. Nos rankings dos países que mais usam redes sociais e dos que mais acompanham influenciadores digitais, o Brasil é o terceiro em ambos.

Há ainda uma peculiaridade relativa ao Brasil e aos outros países campeões no uso das redes: existe uma conexão econômica entre desigualdade financeira e uso de redes sociais. Esses aplicativos se tornaram uma atividade barata de escape e de lazer, em que é possível ver e ser visto, comprar e vender, informar-se, criar novas relações e acumular reforços positivos em forma de curtidas e coraçõezinhos virtuais. Tudo isso de forma repetitiva e compulsiva.

Uma pesquisa feita em 43 países e publicada no periódico *Information, Communication & Society* mostrou que adolescentes com menos recursos e que frequentam escolas mais desiguais economicamente estão mais propensos a desenvolver um uso

Compulsivos

problemático das redes sociais. Ao mesmo tempo, essa situação é mais comum entre estudantes que relatam ter baixo nível de apoio familiar.

O recorte sugere que conviver com pessoas com maior poder aquisitivo e ter poucas relações familiares causa mais dependência da internet. Quando a convivência virtual é considerada tão importante quanto a real, a escalada de casos de transtornos mentais entre jovens e adultos que passam muitas horas na internet não pode ser ignorada.

O acesso constante a dispositivos digitais e plataformas de *streaming* criou um novo tipo de compulsão, relacionada ao consumo excessivo de mídia. A hiperexposição à informação, somada a algoritmos que capturam a atenção e direcionam para conteúdos cada vez mais envolventes e viciantes, pode desencadear comportamentos compulsivos, como o uso excessivo de redes sociais, jogos online ou conteúdo pornográfico.

O "jogo do tigrinho", que é a bola da vez, mistura a facilidade de jogar, o elemento lúdico e a ilusão de um ganho financeiro, estimulada pela sociedade de consumo na qual ter é poder.

O uso excessivo da internet já é um convite ao isolamento real e ao afastamento emocional, misturados à incapacidade de estar presente no momento offline. Os jogos online, com ou sem aposta em dinheiro, são o foco de muitos homens jovens na internet, que podem passar horas do dia e da noite cumprindo tarefas virtuais e conversando com outros jogadores. Comportamentos agressivos e explosivos devido à frustração ou privação do uso de computador ou celular, infelizmente, são frequentes.

Em maio de 2024, um adolescente matou os pais e a irmã em São Paulo e, à polícia, disse que a motivação foi uma briga por causa da privação do uso de celular. Essa situação é um caso extremamente grave e drástico, visto como o ponto irre-

Compulsivos

versível de um ciclo de compulsão. Antes disso, há outras fases de comportamentos graves que podem levar ao distanciamento de família e amigos. Seja com comida, compras, jogos, apostas, internet ou em outros contextos, frequentemente a compulsão se torna um ritual entre a pessoa e o objeto da compulsão. A vergonha, o medo do julgamento ou da incompreensão pode reforçar uma postura evitativa, criando uma barreira entre o indivíduo e os outros. Nas relações familiares, isso pode gerar sentimentos de frustração e impotência em quem tenta ajudar quando nota que algo está errado.

Nos casos de compulsões que envolvem rituais ou comportamentos extremamente repetitivos (como limpar excessivamente ou verificar se as portas estão trancadas, entre outros), a compulsão pode invadir o espaço e o tempo do outro, criando um clima de tensão e de constante cobrança. O indivíduo compulsivo pode, por exemplo, insistir em

Coleção Transtornos da Mente

fazer tarefas repetidamente e recusar dividi-las, ou ainda exigir que outro as faça de maneira perfeita.

Convivendo com uma pessoa compulsiva

Muitas vezes, quem convive com uma pessoa compulsiva entra em uma relação de dependência que encoraja o sintoma sem perceber. Isso pode ser observado no caso de um parceiro que ajuda uma pessoa com compulsão alimentar a esconder comida ou que facilita recaídas para evitar o confronto. Esse tipo de envolvimento gera uma dinâmica em que o comportamento compulsivo é reforçado, em vez de acolhido e tratado.

Muitas pessoas tendem a não entender bem os transtornos compulsivos, reduzindo-os a "falta de força de vontade" ou "falta de controle". Isso aplica uma pressão adicional, que pode gerar vergonha por algo que está fora do controle e agravar o quadro. A compulsão frequentemente é associada a comportamentos secretos e escondidos. Pessoas que a enfrentam podem se sentir incapazes de comunicar abertamente suas dificuldades. A falta de uma conversa franca e acolhedora pode levar a mal-entendidos e frustrações com parceiros e amigos que não entendem a natureza do comportamento.

Em alguns casos, pessoas com essa condição podem entrar ou permanecer em relações abusivas ou disfuncionais, especialmente se esses vínculos preencherem uma falta emocional. O medo de rejeição ou abandono pode causar uma dependência afetiva do outro, perpetuando os padrões de repetição.

Por outro lado, parceiros ou familiares de uma pessoa com compulsão podem, às vezes, colocar expectativas irrealistas de cura rápida ou controle total do comportamento. Isso pode resultar em frustração mútua, principalmente quando a pessoa afetada não responde a tentativas de "correção" imediata. O anseio pela melhora pode aumentar o estresse e a pressão, prejudicando ainda mais a relação.

A compulsão na sociedade contemporânea

Dois fatores fundamentais ajudam a compreender o comportamento compulsivo na sociedade contemporânea: consumismo e desempenho. Em uma cultura refém do consumo imediato e da busca por status social, as compulsões por compras, dinheiro ou bens materiais se tornaram comuns, assim como a compulsão pelo trabalho para acessar esses itens. O marketing incessante na internet, em especial nas redes sociais, cultiva nos usuários uma mentalidade segundo a qual "nada é suficiente, é preciso sempre querer mais". Essa mensagem, por si só, já é compulsiva.

O investimento em campanhas publicitárias cria uma aura quase mítica para produtos simples, que se tornam objeto de desejo e obsessão.

Compulsivos

Esses itens podem preencher um vazio emocional momentaneamente, mas, logo, perdem a graça, e a insatisfação retorna. Em relacionamentos, isso pode resultar em frustrações devido ao desequilíbrio entre as expectativas e a realidade, bem como em tensões relacionadas ao controle financeiro ou aos comportamentos de consumo destrutivos.

Para aqueles que lidam com transtornos compulsivos, o primeiro passo é reconhecer o problema e buscar ajuda, seja por meio de terapia, grupos de apoio ou tratamento médico especializado. Para quem convive com essas pessoas, o suporte empático, a paciência e a disposição para compreender a complexidade do transtorno são cruciais. Em um mundo cada vez mais competitivo e acelerado, é essencial repensar as pressões culturais, promovendo um ambiente mais saudável, tanto no âmbito pessoal quanto social.

COMPULSIVOS • CAPÍTULO 5

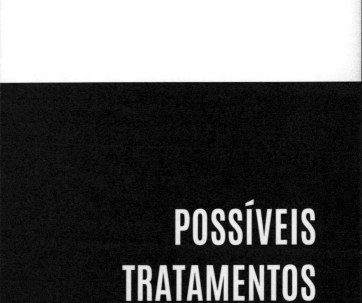

POSSÍVEIS
TRATAMENTOS

A compulsão, como explorada ao longo do livro, é um fenômeno multifacetado que abrange desde comportamentos pontuais e aparentemente inofensivos até transtornos severos com impactos profundos na vida dos indivíduos e suas comunidades.

Em seu cerne, a compulsão está frequentemente ligada à tentativa de aliviar a ansiedade, o desconforto ou a tensão emocional. Contudo, o alívio proporcionado pelos atos compulsivos é momentâneo, alimentando um ciclo vicioso que amplifica o sofrimento ao longo do tempo. Esse ciclo é mediado por complexos mecanismos cerebrais, como o sistema de recompensa, que envolve neurotransmissores como a dopamina e a serotonina, contribuindo para a dificuldade de interromper os comportamentos compulsivos. A neurociência tem trazido contribuições significativas para compreendermos esses mecanismos, assim como para o desenvolvimento de tratamentos mais eficazes.

Sob a perspectiva psicológica, as compulsões podem ser interpretadas como sintomas de conflitos internos não resolvidos, padrões de pensamento distorcidos ou respostas aprendidas a estímulos ambientais. Desde Freud e a psicanálise até Skinner e o behaviorismo, a compreensão das compulsões evoluiu, abrangendo tanto aspectos inconscientes quanto comportamentais.

O impacto social e cultural da compulsão também não pode ser subestimado. A pressão por desempenho, beleza, sucesso e consumo exacerbado pelas redes sociais cria um ambiente propício para o desenvolvimento de comportamentos compulsivos. O excesso de informações, a idealização de estilos de vida e as comparações constantes podem gerar sentimentos de inadequação e alimentar compulsões ligadas ao trabalho, à aparência, à comida ou ao uso da tecnologia.

Os transtornos compulsivos têm um impacto significativo nas relações interpessoais. Desde a dificuldade em se comunicar abertamente até o isolamento emocional, a compulsão pode ser a consequência ou a causa da destruição de vínculos familiares, amizades e relações românticas. A falta de compreensão e os estigmas associados aos comportamentos compulsivos frequentemente causam revolta, distanciamento e até reações violentas, ressaltando a importância de uma abordagem empática e informada por parte das pessoas próximas.

Diante desse cenário, os tratamentos para compulsões devem ser abrangentes e individua-

Coleção Transtornos da Mente

lizados, integrando intervenções psicológicas, psiquiátricas, sociais e, quando necessário, biológicas. A psicoterapia desempenha papel crucial ao auxiliar os indivíduos a compreenderem os gatilhos e conflitos internos que sustentam suas compulsões. A combinação de terapia individual, grupos de apoio e suporte familiar oferece uma rede de segurança essencial para a jornada de recuperação. Em casos graves, o uso de medicamentos pode regular os desequilíbrios neuroquímicos e proporcionar alívio imediato da ansiedade que alimenta o ciclo compulsivo.

Assim como a compulsão pode ter diversas causas e objetos, cada condição exige uma abordagem terapêutica específica e, muitas vezes, um tratamento multidisciplinar, que pode envolver terapia psicológica, intervenções psiquiátricas, suporte social e mudanças no estilo de vida. Como a compulsão é uma forma de lidar com uma angústia que nem sempre tem relação aparente com o sintoma compulsivo, o tratamento terapêutico é essencial para ajudar a pessoa a entender melhor quais conflitos particulares provocam essa sensação de desconforto. Só assim poderá refletir e elaborar tais questões para diminuir a tensão interna que busca o ato compulsivo para ser aliviada.

Embora os sintomas possam ser parecidos em alguns casos, cada pessoa tem sua história, seus valores, suas crenças e buscas pessoais, e isso não pode ser desprezado. Portanto, o tratamento da compulsão, assim como o de outras condições de sofrimento psíquico, precisa ser individualizado e pode levar tempo considerável. Não existe receita de bolo que possa ser seguida à risca e trazer um resultado previsível, porque as pessoas e suas histórias são únicas.

Tomar a decisão de buscar um tratamento pode ser difícil. Ainda há o estigma de que terapia

Coleção Transtornos da Mente

é só para casos graves e que o ser humano não precisa entrar em contato com seus medos, desejos, perdas, sonhos, faltas e ideais para ter uma vida satisfatória. Embora a terapia seja um lugar para tocar em assuntos e memórias que podem trazer algum tipo de dor, é justamente esse bloqueio das emoções e dos anseios da vida interior que inicia a produção dos sintomas compulsivos.

A depender da abordagem, a psicoterapia tratará a condição de uma maneira diferente. A psicanálise, por exemplo, busca origens inconscientes e situações na infância que podem ter desencadeado a compulsão. A TCC incentiva a pessoa a enfrentar seus padrões de pensamento, inclusive com exposição a novas situações angustiantes para estimular uma resposta mais satisfatória. Existem outras linhas de terapia que podem ajudar a pessoa a encaminhar suas questões íntimas e a buscar uma nova forma de lidar com a tensão

Compulsivos

que causa a repetição. Terapias em grupo também podem funcionar muito bem nesses casos.

No entanto, o mais importante pode não ser a escolha da abordagem terapêutica, mas de um profissional qualificado e com referências que desenvolva uma boa relação com o paciente. Se a pessoa em tratamento não confiar ou não se der bem com o terapeuta, o trabalho pode fracassar.

Em casos graves que provocam bastante sofrimento, o acompanhamento psiquiátrico pode ser fundamental. O médico, junto com o paciente, definirá se o uso de medicamentos é necessário para diminuir a angústia e possibilitar melhor aproveitamento da psicoterapia.

O tratamento ambulatorial ou a internação podem ser uma alternativa em situações que oferecem risco ao paciente, principalmente em quadros de dependência de substâncias e de jogos. Quando os pacientes apresentam sintomas peri-

Coleção Transtornos da Mente

gosos de abstinência, inclusive físicos, a desintoxicação e os medicamentos que atenuam o vício podem ser o único caminho.

Em quadros de transtornos alimentares, que têm índice de mortalidade alto, é indispensável o apoio de um nutricionista, que acompanhará a saúde e desenvolverá dietas individualizadas. Quando há desnutrição severa, a internação pode ser um caminho necessário e obrigatório.

Como demandam bastante comprometimento, o suporte da família, dos amigos e a compreensão na escola ou no ambiente de trabalho são componentes essenciais para a recuperação, assim como o acompanhamento contínuo para prevenir recaídas.

No caso de automutilações, por exemplo, um estudo da Universidade Federal Fluminense com adolescentes mostra que, em 83% dos casos pesquisados, a motivação por trás do comportamento são conflitos familiares não resolvidos, como abusos

Compulsivos

e violência conjugal. Nesses casos, o acompanhamento de assistentes sociais é importante.

O tratamento do uso compulsivo de drogas, em casos graves, é bastante complexo. A maior prova disso são as políticas públicas de saúde mental e de drogas Brasil afora, que, com algumas particularidades, têm em comum o fato de serem um fracasso completo. O uso recorrente de drogas faz com que o cérebro se reorganize, dando um valor supremo à substância em detrimento de outras fontes de satisfação. Cada memória, sensação, cheiro, som, gosto, objeto ou lugar que remeta à utilização da droga pode desequilibrar um período de abstinência, quase que tocando uma campainha de dopamina para reviver um momento com a droga.

Por isso, podem ser usadas estratégias como a redução de danos, quando a pessoa troca uma droga mais viciante por outra com potencial menor, ou ainda o uso de medicamentos que diminuam as

Coleção Transtornos da Mente

sensações ruins com a ausência do uso da substância para reduzir as chances de recaídas. Cenários desse tipo também são conhecidos por profissionais da área como "relação saudável com a droga", o que pode parecer um contrassenso, mas é uma forma de lidar com o uso da substância de forma a ter o controle sobre ela, não o contrário.

Embora a jornada de tratamento para comportamentos compulsivos possa ser longa e desafiadora, a combinação de terapias psicológicas, suporte social e, quando necessário, medicação, pode proporcionar alívio significativo e uma melhoria substancial na qualidade de vida do paciente. O mais importante é frisar que não há solução mágica e, para cada pessoa, a forma de lidar com a situação deve ser individualizada, levando em consideração aspectos culturais, sociais e financeiros, entre outros.

Por fim, é imprescindível reforçar a importância do autocuidado e da autocompaixão. Indivíduos que lidam com compulsões, frequentemente, enfrentam sentimentos de culpa, vergonha e fracasso, o que só amplia seu sofrimento. Cultivar uma postura de gentileza consigo mesmo, reconhecendo que a compulsão é uma condição tratável e não uma falha moral, é um passo essencial para a recuperação.

A compulsão, como qualquer outra manifestação do sofrimento humano, nos lembra da complexidade e da resiliência da mente. Com o suporte adequado, é possível romper o ciclo, reconstruir histórias e trilhar um caminho em direção a uma vida mais livre e plena.

REFERÊNCIAS

AKYUREK, G. *et al.* "Stigma in obsessive compulsive disorder". *In: Anxiety disorders: from childhood to adulthood.* Londres: IntechOpen, 2019. Disponível em: http://dx.doi.org/10.5772/intechopen.83642. Acesso em: 29 jan. 2025.

ALVES, F. J. O. *et al.* "The rising trends of self-harm in Brazil: an ecological analysis of notifications, hospitalisations, and mortality between 2011 and 2022". *The Lancet Regional Health – Americas,* 2024. Disponível em: https://doi.org/10.1016/j.lana.2024.100691. Acesso em: 29 jan. 2025.

AMERICAN PSYCHIATRIC ASSOCIATION (APA). *Manual diagnóstico e estatístico de transtornos mentais: dsm-5.* 5. ed. Porto Alegre: Artmed, 2014.

AUGER, N. *et al.* Anorexia nervosa and the long-term risk of mortality in women. *World Psychiatry.* p. 448-449. 2021. Disponível em: ttps://pmc.ncbi.nlm.nih.gov/articles/PMC8429328. Acesso em: 29 jan. 2025.

BASSAREO, V.; DI CHIARA, G. "Modulation of feeding-induced activation of mesolimbic dopamine transmission by appetitive stimuli and its relation to motivational state". *European Journal of Neuroscience,* v. 11, n. 12, p. 4389-4397, 1999. Disponível em: https://doi.org/10.1046/j.1460-9568.1999.00843.x. Acesso em: 29 jan. 2025.

CAMPOS, N. "O estado das redes sociais no Brasil". *Comscore,* 29 abr. 2021. Disponível em: https://www.comscore.com/por/Insights/Apresentacoes-e-documentos/2021/O-estado-das-redes-sociais-no-Brasil. Acesso em: 29 jan. 2025.

CENCI, M. PERES, K.G. VASCONCELOS, F.A.G. *Prevalência de comportamento bulímico e fatores associados em universitários.* Florianópolis, 2009. Disponível em: https://www.scielo.br/j/rpc/a/H5ntbm5TnNCQJqVV9xR6Hsb/?lang=pt. Acesso em: 29 jan. 2025.

FONSECA, A. "Afastamentos por transtornos de saúde mental sobem 38%". *Valor,* 22 jan. 2024. Disponível em: https://valor.globo.com/carreira/noticia/2024/01/22/afastamentos-por-transtornos-de-saude-mental-sobem-38.ghtml. Acesso em: 29 jan. 2025.

FREUD, S. *História de uma neurose infantil ("O homem dos lobos"), além do princípio do prazer e outros textos* (1917-1920). 1. ed. São Paulo: Companhia das Letras, 2010.

FREUD, S. *Obras completas*, v. 9: observações de um caso de neurose obsessiva (1909-1910). São Paulo: Companhia das Letras, 2013.

GUEDES, M. "Adolescente diz que matou pais e irmã após briga por celular". CNN, 20 maio 2024. Disponível em: https://www.cnnbrasil.com.br/nacional/adolescente-diz--que-matou-pais-e-irma-apos-briga-por-celular/. Acesso em: 29 jan. 2025.

HEIDEN, P.; HEINZ, A.; ROMANCZUK-SEIFERTH, N. "Pathological gambling in Parkinson's disease: what are the risk factors and what is the role of impulsivity?" *European Journal of Neuroscience,* v. 45, n. 1, p. 67-72, 2017. Disponível em: https://pmc.ncbi.nlm.nih.gov/articles/PMC5215459/. Acesso em: 29 jan. 2025.

KEMP, S. "Digital 2024: contry headlines report". *Datareportal*, 21 jan. 2024. Disponível em: https://datareportal.com/reports/digital-2024-local-country-headlines. Acesso em: 29 jan. 2025.

LAPLANCHE, J.; PONTALIS, J.B. *Vocabuário da psicanálise.* 4. ed. São Paulo: Martins Fontes, 2001.

LEMBKE, A. *Nação dopamina: por que o excesso de prazer está nos deixando infelizes e o que podemos fazer para mudar.* São Paulo; Belo Horizonte: Vestígio, 2022.

LENZI, M. *et al.* "Can an equal world reduce problematic social media use? Evidence from the health behavior in school-aged children study in 43 countries". *Information, Communication & Society*, v. 26, n. 14, p. 2753–2774, 2022. Disponível em: https://doi.org/10.1080/1369 118X.2022.2109981. Acesso em: 29 jan. 2025.

MUNDO ESTRANHO. "Como surgiu o costume de bater na madeira para afugentar o azar?". 18 abr. 2011. Disponível em: https://super.abril.com.br/mundo-estranho/como-surgiu- -o-costume-de-bater-na-madeira-para-afugentar-o-azar. Acesso em: 29 jan. 2025.

ORGANIZAÇÃO MUNDIAL DA SAÚDE (OMS). "Knowledge is power: tackling stigma through social contact". 16 jun. 2022. Disponível em: https://www.who.int/news-room/ feature-stories/detail/knowledge-is-power--tackling-s-tigma-through-social-contact. Acesso em: 29 jan. 2025.

ORGANIZAÇÃO MUNDIAL DA SAÚDE. *Classificação Internacional de Doenças: décima primeira revisão* (CID-11). Genebra: OMS, 2022. Disponível em: https://icd.who.int/browse/2024-01/ mms/pt#1041487064. Acesso em: 29 jan. 2025.

ORGANIZAÇÃO MUNDIAL DA SAÚDE. "Global status report on alcohol and health and treatment of substance use disorders." Genebra: OMS, 2024. Disponível em: https://iris.who.int/ bitstream/handle/10665/377960/9789240096745-eng. pdf?sequence=1. Acesso em: 29 jan. 2025.

ORGANIZAÇÃO MUNDIAL DA SAÚDE. "World mental health report: transforming mental health for all". Genebra: OMS, 2022. Disponível em: https://www.who.int/publications/i/item/9789240049338. Acesso em: 29 jan. 2025.

PAULS, D. L. "The genetics of obsessive-compulsive disorder: a review". *Dialogues in Clinical Neuroscience*, v. 12, n. 2, p. 149-163, 2010. Disponível em: https://pubmed.ncbi.nlm.nih.gov/20623920/. Acesso em: 29 jan. 2025.

PHILLIPS, K. A. *et al*. "Should an obsessive-compulsive spectrum grouping of disorders be included in DSM-V?" *Depression and Anxiety*, 27(6), p.528–555. Disponível em: https://doi.org/10.1002/da.20705. Acesso em: 4 fev. 2025.

PONZINI, G. T. *et al*. "Estereótipos e apresentações de sintomas de TOC: uma avaliação de métodos mistos usando vinhetas de personagens masculinos". *Clinical Psychological Science*, v. 12, n. 4, 2024. Disponível em: https://doi.org/10.1177/21677026231192893. Acesso em: 29 jan. 2025.

REIS, F. M. C. V. *et al*. "Control of feeding by a bottom-up midbrain-subthalamic pathway". *Nature Communications*, v. 15, n. 2111, 2024. Disponível em: https://doi.org/10.1038/s41467-024-46430-5. Acesso em: 29 jan. 2025.

SEBASTIÃO, MARIANA. *Estudo aponta que taxas de suicídio e autolesões aumentam no Brasil*. Disponível em: https://portal.fiocruz.br/noticia/2024/02/estudo-aponta-que-taxas-de-suicidio-e-autolesoes-aumentam-no-brasil. Acesso em: 4 fev. 2025.

TARDIVO, L. S. DE LA P. C. *et al.* Autolesão em adolescentes, depressão e ansiedade: um estudo compreensivo. *Boletim da Academia Paulista de Psicologia*, v. 39, n. 97, p. 159-169, 2019. Disponível em: http://pepsic.bvsalud.org/scielo.php?script=sci_arttext&pid=S1415-711X2019000200002&lng=pt&nrm=iso. Acesso em: 29 jan. 2025.

UNITED NATIONS OFFICE ON DRUGS AND CRIME. World Drug Report 2024 . Disponível em: https://www.unodc.org/unodc/en/data-and-analysis/world-drug-report-2024.html. Acesso em: 29 jan. 2025.

VOLKOW, N. D.; FOWLER, J. S.; WANG, G.-J. "Role of dopamine in drug reinforcement and addiction in humans: results from imaging studies". *Behavioural Pharmacology,* v. 13, n. 5, p. 355-366, 2002. Disponível em: https://journals.lww.com/behaviouralpharm/Abstract/2002/09000/Role_of_dopamine_in_drug_reinforcement_and.8.aspx. Acesso em: 29 jan. 2025.

Primeira edição (julho/2025)
Papel de miolo Luxcream 80g
Tipografia Caslon e Antonio
Gráfica Melting